Cancro cervicale

Tutto quello che devi sapere

La dottoressa Sheila Harrison

Disclaimer

Questo contenuto serve a fornire informazioni generali sulla malattia e mira a consentirti di cercare assistenza medica tempestiva, se necessario, per prevenire complicazioni. È fondamentale sottolineare che queste informazioni non sostituiscono la consultazione di un medico qualificato. Il campo della scienza medica è in continua evoluzione e, data la natura dinamica della conoscenza medica, ti consigliamo di chiedere il parere di un esperto se riscontri incongruenze o intendi agire in base alle informazioni contenute in questo contenuto. Non ignorare mai la guida medica professionale né ritardare il trattamento sulla base di qualcosa che hai letto online, incluso questo materiale, o da qualsiasi altra fonte online. Ricorda sempre che Internet non può curarti; piuttosto, la guarigione avviene attraverso la guida di professionisti medici e la provvidenza di Dio.

Sommario

introduzione

Il cancro della cervice è il terzo tumore maligno più comune nelle donne in tutto il mondo. L'incidenza del cancro cervicale invasivo è diminuita costantemente negli Stati Uniti negli ultimi decenni; tuttavia, rimane a livelli elevati in molti paesi in via di sviluppo. Il cambiamento nell'andamento epidemiologico negli Stati Uniti è stato attribuito allo screening di massa con Papanicolaou (Pap test), che consente l'individuazione e il trattamento della malattia preinvasiva.

Il riconoscimento del ruolo eziologico dell'infezione da papillomavirus umano (HPV) nel cancro della cervice ha portato alla raccomandazione di aggiungere il test HPV al regime di screening nelle donne di età compresa tra 30 e 65 anni (vedi Workup). Tuttavia, le donne che presentano sintomi, risultati anomali dei test di screening o una lesione macroscopica della cervice vengono meglio valutate con colposcopia e biopsia.

Sezione 1
La cervice

La cervice è la parte inferiore o collo dell'utero [l'organo nell'addome di una donna dove si sviluppa un bambino quando è incinta], che collega l'utero la vagina [il passaggio che porta dalla cervice all'esterno del corpo]. Lo sviluppo del cancro nelle cellule che rivestono la cervice [il rivestimento della parte inferiore dell'utero che si apre nella vagina] si riferisce al cancro cervicale, che è uno dei tipi di cancro più comuni tra le donne di tutto il mondo.

Lo sviluppo del cancro cervicale può verificarsi a causa dell'infezione da virus del papilloma umano (HPV) [un virus che si diffonde attraverso il contatto sessuale o anche attraverso il contatto normale e può causare cambiamenti nelle cellule della cervice]. Si trasmette attraverso il contatto sessuale e provoca mutazioni nelle cellule cervicali quando infetto.

Sebbene sia molto comune nelle donne in età riproduttiva, lo sviluppo del cancro può essere facilmente prevenuto se si effettua la vaccinazione e lo screening precoce della malattia. In questo articolo discuteremo dei sintomi, delle cause, dei fattori di rischio e di altri aspetti del cancro cervicale.

Sezione 2
Tipi di cancro cervicale

Il cancro della cervice può essere classificato in tre tipi in base al tipo di cellule cervicali colpite:

- **Carcinoma spinocellulare:** Questo tipo di cancro si sviluppa nelle cellule piatte della cervice.

- **Adenocarcinoma:** Questa forma di cancro ha origine nelle cellule che secernono muco della cervice.

- **Carcinoma misto:** In alcuni casi, entrambi i tipi di cellule possono essere coinvolti nello sviluppo del cancro.

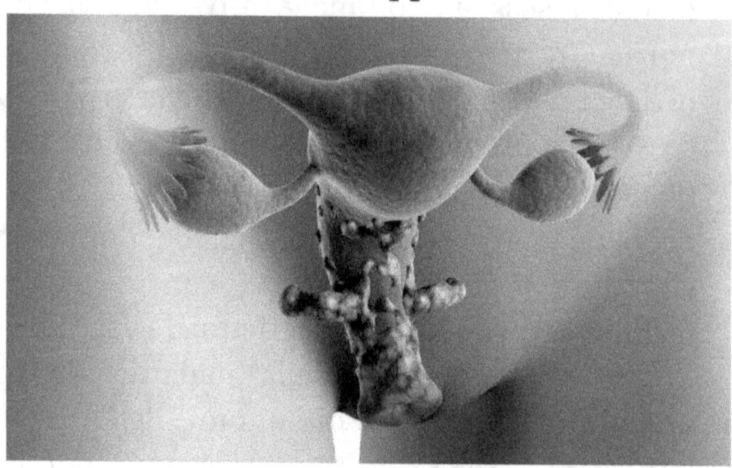

Sezione 3
Sintomi del cancro cervicale

Il cancro cervicale ha origine nella cervice, la parte più bassa dell'utero che si collega alla vagina. Questo tipo di cancro è innescato principalmente da ceppi specifici del papillomavirus umano (HPV), che è un'infezione trasmessa sessualmente. L'HPV può infiltrarsi nell'ambiente protettivo della vagina, provocando un'infezione. Poiché il cancro del collo dell'utero è collegato a un'infezione trasmessa sessualmente, è essenziale dare priorità a una buona igiene femminile. Ma cosa comporta ciò? L'igiene vaginale dipende in gran parte dalla tua età. La chiave è mantenere un ambiente vaginale sano preservando i giusti livelli di acidità e assicurando che le secrezioni vaginali rimangano costanti senza odori insoliti.

La vagina ha naturalmente un ambiente acido, tipicamente con un pH compreso tra 3,8 e 4,5. Questa acidità aiuta a prevenire le infezioni batteriche e fungine. Inoltre, la vagina scarica regolarmente le cellule morte cervicali e vaginali dal corpo. Tuttavia, se noti perdite insolite o noti un cambiamento nell'odore vaginale,

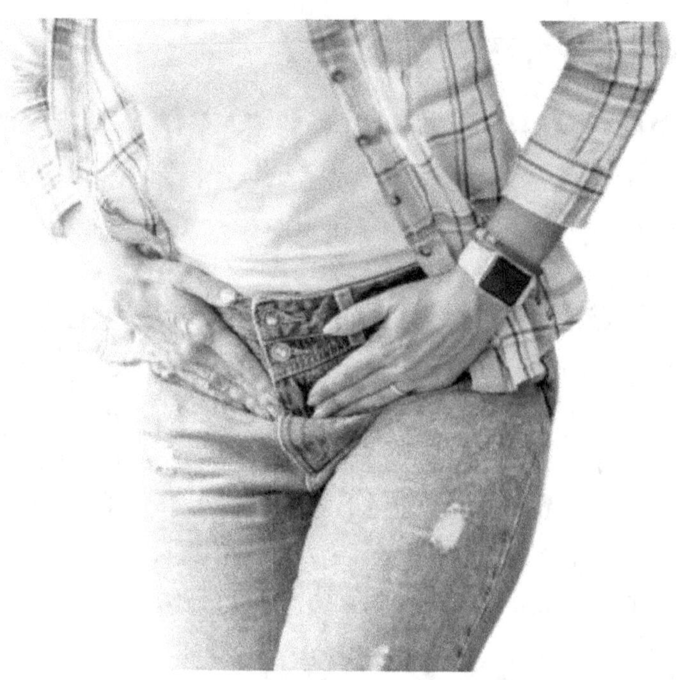

È importante consultare un medico. A volte, i segni del cancro cervicale possono comparire quando non viene mantenuta una sana routine vaginale.

- Sanguinamento dopo il rapporto sessuale, un esame pelvico o una lavanda vaginale.
- Una dieta malsana.
- Sanguinamento dopo il ciclo.
- Periodi molto pesanti.
- Più perdite vaginali o un odore diverso.
- Sanguinamento dopo la menopausa (quando i cicli si sono interrotti).

- Dolore al bacino o alla parte bassa della schiena.
- Dolore durante il sesso.
- Scarico bianco.
- Molte perdite vaginali maleodoranti.
- Dolore al basso ventre.

Se avverti questi sintomi e non sei sicuro della tua igiene femminile, è meglio consultare un ginecologo. Il cancro della cervice può essere curato se diagnosticato precocemente. Non esitate a descrivere i vostri sintomi al medico, anche se non sembrano gravi.

Sezione 4
Cause e fattori di rischio

Il cancro cervicale è causato principalmente da un'infezione del papilloma umano (HPV), che porta a mutazioni nelle cellule cervicali, potenzialmente con conseguente cancro. È importante notare che non tutti coloro che sono infetti da HPV svilupperanno il cancro. In circa il 95% dei casi, l'HPV può causare verruche genitali, che di solito si risolvono da sole. Tuttavia, nel restante 5% dei casi, può portare a cambiamenti cellulari e allo sviluppo del cancro.

Diversi fattori aumentano il rischio di infezione da HPV:

- Impegnarsi in attività sessuali con più partner.
- Esposizione sessuale precoce prima dei 16 anni.
- Utilizzo della pillola anticoncezionale per un periodo prolungato, in genere più di 5 anni.
- Avere un sistema immunitario indebolito.
- Una storia di fumo.
- Gravidanze multiple o gravidanze precoci.
- Non usare il preservativo durante i rapporti sessuali.

- Una storia familiare di cancro cervicale.

Questi fattori possono aumentare il rischio di infezione da HPV e, di conseguenza, di cancro cervicale.

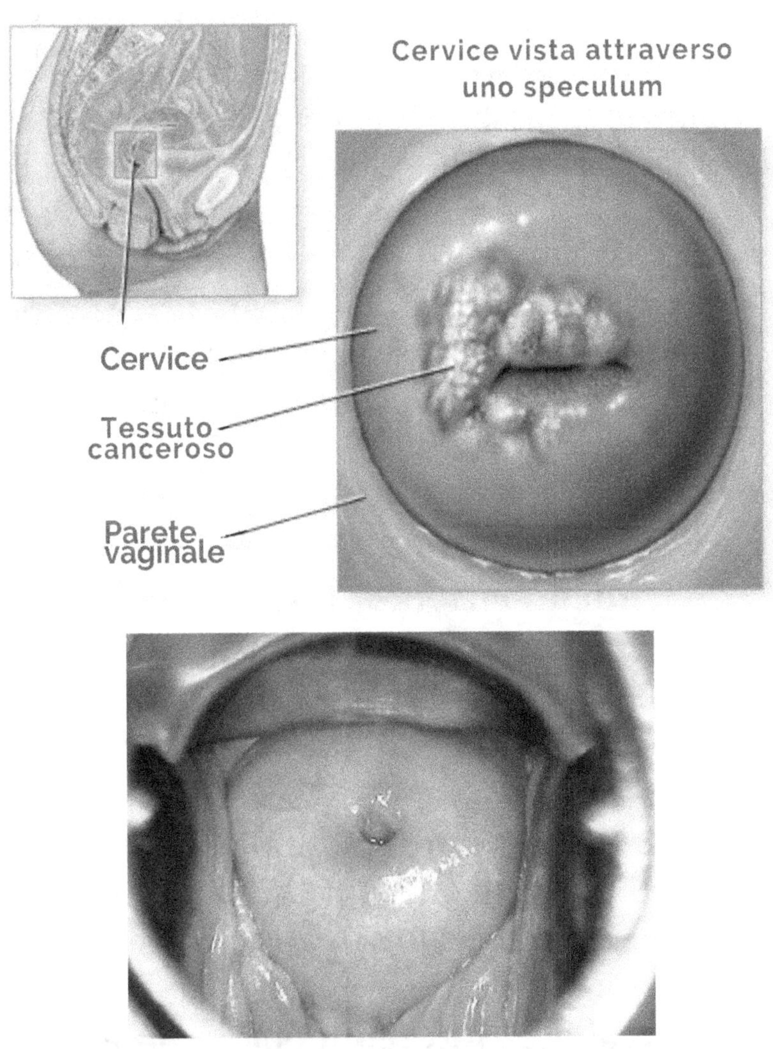

Sezione 5
Diagnosi del cancro cervicale

Prima di diagnosticare il cancro cervicale, vengono condotti test di screening come il pap test per rilevare i primi casi della malattia prima che si manifestino i sintomi. Durante questo test, il medico raccoglie cellule dal canale cervicale e le esamina al microscopio per identificare eventuali alterazioni nell'aspetto delle cellule cervicali che potrebbero indicare il potenziale sviluppo di cancro cervicale o segni di infezione da HPV. I vari cambiamenti che si possono osservare includere:

- **Celle normali:** Cellule cervicali sane senza segni di anomalie.

- **Infiammazione**: Cambiamenti nelle cellule causati da un'infezione o irritazione.

- Cellule squamose atipiche: lievi cambiamenti nella forma e nella dimensione delle cellule squamose.

- **Lesione intraepiteliale squamosa di alto grado (HSIL):** Cambiamenti più gravi nelle cellule squamose che possono indicare condizioni precancerose.

- **Lesione intraepiteliale squamosa di basso grado (LSIL):** Anomalie minori nelle cellule squamose, spesso associate all'infezione da HPV.

- **Cancro a cellule squamose:** La presenza di cellule cancerose della cervice.
- Adenocarcinoma in situ: cancro in stadio iniziale nelle cellule ghiandolari della cervice.

I risultati del pap test guidano ulteriori decisioni diagnostiche e terapeutiche. I pap test regolari sono essenziali per la diagnosi precoce e la prevenzione del cancro cervicale.

Colposcopia:

Una colposcopia viene generalmente eseguita insieme a un PAP test per esaminare visivamente la parte inferiore dell'utero per qualsiasi crescita anomala visibile o cambiamenti nella cervice. Test HPV: questo test viene condotto per identificare la presenza del papillomavirus umano (HPV) e determinare il ceppo specifico responsabile dell'infezione. Se l'infezione è causata dai ceppi HPV 6 e 11, il rischio di sviluppo del cancro è basso e può provocare la formazione di verruche genitali, che spesso si risolvono da sole. Tuttavia, se il ceppo rilevato è 16 o 18, il rischio di tumore maligno aumenta e il paziente richiede un attento monitoraggio. Nei casi di esteso coinvolgimento cervicale, vengono utilizzate le seguenti scansioni di imaging per valutare la diffusione delle cellule tumorali:

- TAC
- Scansione MRI
- Scansione PET-TAC
- Radiografia del torace

Queste procedure diagnostiche aiutano a determinare lo stadio e l'entità del cancro cervicale, guidando le decisioni terapeutiche appropriate.

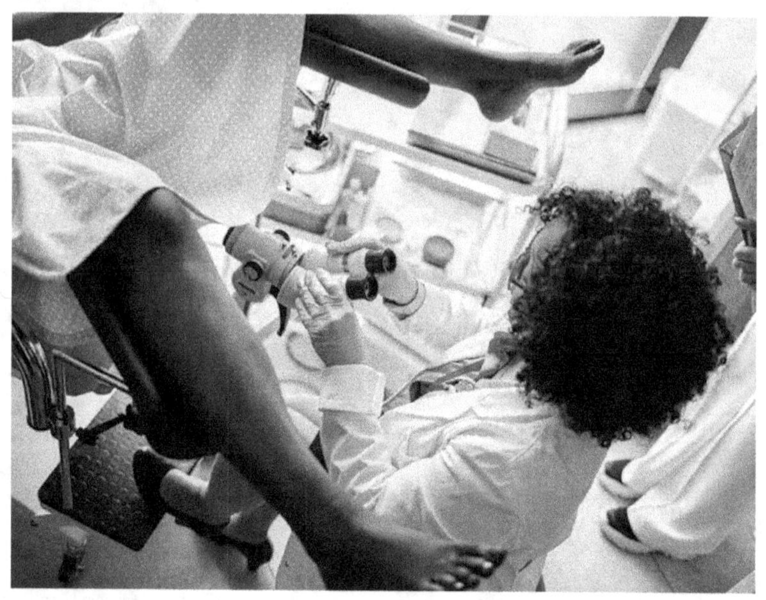

Sezione 6
Trattamento del cancro cervicale - Briefing

Il protocollo di trattamento varia rispetto allo stadio di sviluppo del tumore, alla sua diffusione, alle dimensioni della porzione di cervice coinvolta e allo stato di salute generale della paziente.

- Negli stati precancerosi: solo la parte interessata della cervice viene rimossa solitamente mediante laser o diatermia e il resto della cervice viene lasciato così com'è.

Le procedure comunemente utilizzate sono LLETZ (Laser Loop Excision della zona di trasformazione) in cui viene utilizzato un anello di filo riscaldato per rimuovere tutte le cellule anormali.

Il secondo metodo utilizzato è la biopsia del cono, in cui viene rimosso un tessuto a forma di cono contenente cellule anormali.

- In caso di cancro invasivo, è possibile eseguire la rimozione parziale della cervice o la rimozione completa della cervice insieme all'utero (isterectomia).

- In caso di metastasi sistemiche, vengono somministrate chemioterapia e radioterapia per uccidere le cellule metastatiche a distanza.

- I linfonodi possono essere rimossi insieme agli organi infiltrati

- Terapia mirata: possono essere somministrati medicinali come Avastin (Bevacizumab), che sono mirati specificamente contro le cellule del cancro cervicale

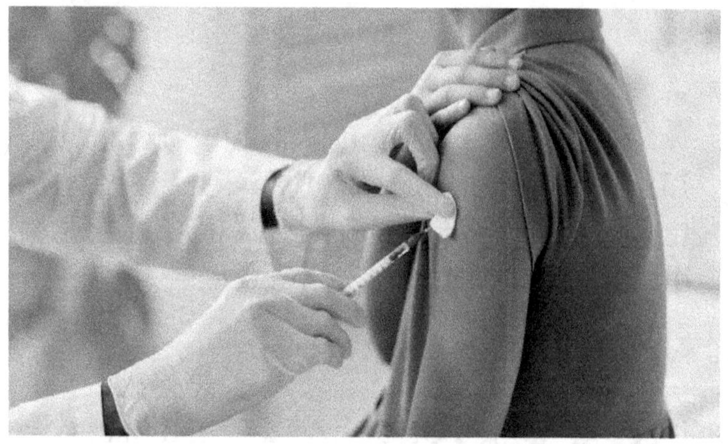

Dosaggio vaccinale somministrato

Approcci clinici dettagliati al trattamento e alla gestione del cancro cervicale

Immunizzazione

Il vaccino HPV 9-valente (Gardasil 9 [9 HPV]) è disponibile negli Stati Uniti per ridurre il rischio di alcuni tumori e lesioni precancerose nei maschi e nelle femmine. Il vaccino 9v HPV copre i sottotipi HPV 6, 11, 16, 18, 31, 33, 45, 52 e 58. Cervarix (2 HPV) e Gardasil (HPV) sono stati interrotti negli Stati Uniti nell'ottobre 2016.

Si stima che il vaccino 9v HPV possa aumentare la prevenzione delle lesioni intraepiteliali squamose di alto grado cervicali fino al 90% dei casi rispetto al vaccino quadrivalente HPV.

Trattamento basato su fasi

Il trattamento del cancro cervicale varia a seconda dello stadio della malattia. Per il cancro invasivo precoce, la chirurgia è il trattamento di scelta. Nei casi più avanzati, la radioterapia combinata con la chemioterapia è l'attuale standard di cura. Nei pazienti con malattia disseminata, la chemioterapia o le radiazioni forniscono una palliazione dei sintomi. Il trattamento del cancro della cervice richiede spesso un approccio multidisciplinare. Potrebbe essere necessario il coinvolgimento di un oncologo ginecologo, di un radioterapista e di un oncologo medico.

Il trattamento del cancro cervicale varia a seconda dello stadio della malattia. Per il cancro invasivo precoce, la chirurgia è il trattamento di scelta.

Nei casi più avanzati, la radioterapia combinata con la chemioterapia è l'attuale standard di cura. Nei pazienti con malattia disseminata, la chemioterapia o le radiazioni forniscono una palliazione dei sintomi. (Vedi Trattamento e farmaci.)

Terapia basata sulla fase

Cancro allo stadio 0

Il carcinoma in situ (stadio 0) viene trattato con misure ablative o escissionali locali come la criochirurgia, l'ablazione laser e l'escissione con ansa. La rimozione chirurgica è preferita in quanto consente un'ulteriore valutazione patologica per escludere una malattia microinvasiva. Dopo il trattamento, questi pazienti necessitano di sorveglianza permanente.

Cancro allo stadio IA1

Il trattamento di scelta per la malattia allo stadio IA1 è la chirurgia. L'isterectomia totale, l'isterectomia radicale e la conizzazione sono procedure accettate. La dissezione linfonodale non è necessaria se la profondità di invasione è inferiore a 3 mm e non si nota alcuna invasione linfovascolare.

Pazienti selezionati con malattia in stadio IA1 ma senza invasione dello spazio linfovascolare che desiderano mantenere la fertilità possono essere sottoposti a conizzazione terapeutica con stretto follow-up, comprendente citologia, colposcopia e curettage endocervicale. I pazienti con condizioni mediche di comorbilità che non sono candidati all'intervento chirurgico possono essere trattati con successo con le radiazioni.

Secondo le linee guida del National Comprehensive Cancer Network (NCCN), la radioterapia pelvica è attualmente una raccomandazione di categoria 1 per le donne con malattia in stadio IA e linfonodi negativi dopo l'intervento chirurgico che presentano fattori ad alto rischio (p. es., un tumore primario di grandi dimensioni, un invasione stromale profonda, o invasione dello spazio linfovascolare).

Cancro allo stadio IA2, IB o IIA

Per i pazienti con malattia in stadio IB o IIA, esistono 2 opzioni di trattamento:

- Radioterapia a fasci esterni combinata con brachiterapia

- Isterectomia radicale con linfoadenectomia pelvica bilaterale

La trachelectomia vaginale radicale con dissezione linfonodale pelvica è appropriata per la conservazione della fertilità nelle donne con malattia in stadio IA2 e in quelle con malattia in stadio IB1 le cui lesioni sono di 2 cm o più piccole.[6] I principali problemi della gravidanza dopo trachelectomia sono il travaglio prematuro e la necessità di sottoporsi a taglio cesareo per il parto.

In una revisione retrospettiva di 62 pazienti con carcinoma cervicale in stadio IB1 sottoposti a tentativo di trachelectomia radicale e sottoposti a risonanza magnetica (MRI) preoperatoria, Lachman e colleghi hanno scoperto che la MRI pre-trachelectomia ha aiutato a identificare i pazienti ad alto rischio che probabilmente necessitano di isterectomia radicale e ha aiutato confermare l'assenza di tumore residuo dopo una biopsia del cono con margini negativi. Una dimensione del tumore di 2 cm o più e un invasione stromale cervicale profonda alla risonanza magnetica erano associate a un aumento del rischio di isterectomia radicale.

La maggior parte degli studi retrospettivi hanno mostrato tassi di sopravvivenza equivalenti per trachelectomia e isterectomia, sebbene tali studi di solito siano viziati a causa di errori di selezione dei pazienti e di altri fattori concomitanti. Tuttavia, uno studio del 2008 ha mostrato tassi di sopravvivenza globale e liberi da malattia identici per le due procedure.

Le attuali linee guida chirurgiche per i tumori cervicali in stadio da IA2 a IIA consentono tecniche minimamente invasive, come le tecniche laparoscopiche tradizionali e laparoscopiche assistite da robotica, nella gestione chirurgica di questi tumori. Infatti, è stato dimostrato che queste procedure meno morbide sono ugualmente efficaci nel raggiungere margini chirurgici e dissezione linfonodali adeguati, pur possedendo il vantaggio aggiuntivo di tempi di recupero postoperatorio più brevi.

Un'analisi delle donne del database Surveillance, Epidemiology, and End Results (SEER) sottoposte a isterectomia radicale con linfoadenectomia ha rivelato che le pazienti con cancro cervicale in stadio iniziale con linfonodo negativo sottoposte a linfoadenectomia più estesa avevano migliorato la sopravvivenza. Rispetto ai pazienti a cui erano stati rimossi meno di 10 linfonodi, i pazienti a cui erano stati rimossi 21-30 linfonodi avevano il 24% in meno di probabilità di morire a causa del tumore, e quelli a cui erano stati rimossi più di 30 linfonodi avevano il 37% in meno di probabilità di morire.

L'irradiazione postoperatoria della pelvi riduce il rischio di recidiva locale nei pazienti con fattori ad alto rischio (cioè linfonodi pelvici positivi, margini chirurgici positivi e malattia parametrica residua). Uno studio randomizzato ha dimostrato che i pazienti con coinvolgimento parametriale, linfonodi pelvici positivi o margini chirurgici positivi beneficiano di una combinazione postoperatoria di chemioterapia contenente cisplatino e irradiazione pelvica. La radioterapia postoperatoria è raccomandata anche nei pazienti che presentano almeno 2 fattori di rischio intermedi (inclusa dimensione del tumore superiore a 2 cm, invasione stromale profonda o invasione dello spazio linfovascolare). Per i pazienti con cancro IB2 o IIA e tumori più grandi di 4 cm, nella maggior parte dei casi vengono selezionate la radioterapia e la chemioterapia. I rischi sono associati alla terapia combinata, ma molti di questi pazienti soddisfano i criteri di rischio intermedio o alto dopo l'isterectomia radicale e quindi sono ottimi candidati per questo approccio.

Cancro in stadio IIB, III o IVA

Per il carcinoma cervicale localmente avanzato (stadio IIB, III e IVA), la radioterapia è stata il trattamento di scelta per molti anni. La radioterapia inizia con un ciclo di radiazioni esterne per ridurre la massa tumorale e consentire quindi la successiva applicazione intracavitaria. La brachiterapia viene erogata mediante applicatori postcarico posizionati nella cavità uterina e nella vagina.

Inoltre, i risultati di ampi studi clinici prospettici randomizzati, ben condotti, hanno dimostrato un notevole miglioramento della sopravvivenza quando la chemioterapia è combinata con la radioterapia. Di conseguenza, l'uso della chemioterapia a base di cisplatino in combinazione con le radiazioni è diventato lo standard di cura per la gestione primaria dei pazienti con cancro della cervice localmente avanzato.

Stadio IVB e cancro ricorrente

La terapia individualizzata viene utilizzata su base palliativa. La radioterapia viene utilizzata da sola per il controllo del sanguinamento e del dolore, mentre la chemioterapia sistemica viene utilizzata per la malattia disseminata. Per la malattia ricorrente, la scelta della terapia è influenzata dai trattamenti precedentemente impiegati.

Il trattamento delle recidive pelviche dopo la gestione chirurgica primaria dovrebbe includere chemioterapia e radioterapia con un unico agente, mentre il trattamento delle recidive in altre sedi dovrebbe includere la chemioterapia di combinazione. Per la recidiva pelvica centrale dopo radioterapia, deve essere intrapresa l'isterectomia radicale modificata (se la recidiva è inferiore a 2 cm) o l'interazione pelvica.

Per le recidive di malattia dopo chemioterapia e radioterapia, si considera un intervallo libero da malattia superiore a 16 mesi per designare il tumore come platino-sensibile. Lo standard di cura in questi casi è la chemioterapia con una doppietta a base di platino composta da paclitaxel e cisplatino.

Il NCCN raccomanda inoltre docetaxel, gemcitabina, ifosfamide, 5-fluorouracile, mitomicina, irinotecan e topotecan come possibili candidati per la terapia di seconda linea (raccomandazione di categoria 2B), nonché pemetrexed e vinorelbina (raccomandazione di categoria 3). Inoltre, è accettabile anche il bevacizumab come terapia monoreagente.

Il trattamento con bevacizumab più cisplatino e paclitaxel o topotecan e paclitaxel è stato approvato dalla FDA nell'agosto 2014 per il cancro cervicale persistente, ricorrente o metastatico. Un miglioramento statisticamente significativo della sopravvivenza globale (OS) e un aumento del tasso di riduzione del tumore è stato dimostrato nelle donne trattate con bevacizumab più chemioterapia rispetto alla sola chemioterapia.

Tuttavia, ipertensione, eventi tromboembolici e fistole gastrointestinali erano più elevati nel gruppo bevacizumab. Bevacizumab/paclitaxel/cisplatino o topotecan è considerato un regime di prima linea per il cancro cervicale ricorrente o metastatico.

Le recidive che insorgono in un campo precedentemente irradiato o dopo un intervallo libero da malattia inferiore a 16 mesi hanno meno probabilità di rispondere alle terapie successive. Di conseguenza, i pazienti con tali recidive dovrebbero essere fortemente incoraggiati a partecipare agli studi clinici. Dovrebbero essere compiuti sforzi particolari per garantire che ricevano cure palliative complete, compreso un adeguato controllo del dolore.

Nel giugno 2018, la FDA ha approvato pembrolizumab per il trattamento del cancro cervicale recidivante o metastatico con progressione della malattia durante o dopo la chemioterapia in pazienti i cui tumori esprimono PD-L1 (CPS 1 o superiore) come determinato da un test approvato dalla FDA. L'approvazione si è basata sullo studio clinico KEYNOTE-158 (n=98).

Per i 77 pazienti i cui tumori esprimevano PD-L1 con un tasso di risposta completa (CRR) pari o superiore a 1, il tasso di risposta globale (ORR) era del 14,3%, con un CTR del 2,6% e un tasso di risposta parziale del 11,7%. Tra gli 11 pazienti che hanno risposto, la durata mediana della risposta (DoR) non era ancora stata raggiunta (intervallo da 4,1 a 18,6+ mesi) e il 91% ha avuto una DoR di 6 mesi o più. Il tempo mediano di follow-up è stato di 11,7 mesi (intervallo da 0,6 a 22,7 mesi).

Pembrolizumab ha inoltre ottenuto l'approvazione accelerata per i tumori solidi non resecabili o metastatici ad alto carico mutazionale (TMB-H) [≥10 mutazioni/megabase (mut/Mb)] in pazienti che sono progrediti dopo un precedente trattamento e che non hanno opzioni terapeutiche alternative.

L'approvazione si è basata sui risultati di un'analisi retrospettiva pianificata in modo prospettico di 10 coorti di pazienti precedentemente trattati con vari tumori solidi TMB-H non resecabili o metastatici arruolati in uno studio multicentrico, non randomizzato, in aperto, KEYNOTE-158. Nel 13% dei pazienti identificati come TMB-H, definito come TMB ≥10 mut/Mb, l'ORR per questi pazienti è stato del 29%, con un CRR del 4% e un tasso di risposta parziale del 25%. Il DoR mediano non è stato raggiunto, con il 57% dei pazienti che ha avuto una durata della risposta ≥12 mesi e il 50% dei pazienti che ha avuto una durata della risposta ≥24 mesi. [93]

Complicazioni della terapia

- **Complicazioni legate alle radiazioni:**Durante la fase acuta della radioterapia pelvica, vengono spesso colpiti i tessuti normali circostanti (p. es., intestino, vescica e pelle perineale). Gli effetti avversi gastrointestinali (GI) acuti comprendono diarrea, crampi addominali, disturbi rettali e sanguinamento. La diarrea di solito può essere controllata somministrando loperamide o atropina solfato. Vengono prescritti piccoli clisteri contenenti steroidi per alleviare i sintomi della proctite. Può verificarsi anche cistite uretrite, che porta a disuria, frequenza e nicturia. Gli antispastici spesso sono utili per alleviare i sintomi. L'urina deve essere esaminata per possibili infezioni. Se viene diagnosticata un'infezione del tratto urinario (UTI), la terapia deve essere istituita senza indugio. È necessario mantenere un'adeguata igiene della pelle per il perineo. Se si verifica eritema o desquamazione, è necessario utilizzare una lozione topica. Le conseguenze tardive della radioterapia compaiono solitamente 1-4 anni dopo il trattamento. Le conseguenze principali comprendono la stenosi rettale o vaginale, l'ostruzione dell'intestino tenue, il malassorbimento, l'enterite da radiazioni e la cistite cronica.

- **Complicanze chirurgiche:** La complicanza più frequente dell'isterectomia radicale è la disfunzione urinaria derivante dalla denervazione parziale del muscolo detrusore. Altre complicanze comprendono l'accorciamento della vagina, la fistola ureterovaginale, l'emorragia, l'infezione, l'ostruzione intestinale, la stenosi e la fibrosi dell'intestino o del colon rettosigmoideo, nonché le fistole vescicali e rettovaginali. In questo gruppo di pazienti a volte vengono eseguite procedure invasive (p. es., nefrostomia o colostomia deviante) per migliorare la loro qualità di vita.

Nutrizione

Una corretta alimentazione è importante per i pazienti con cancro cervicale. Dovrebbe essere fatto ogni tentativo per incoraggiare e fornire un'adeguata assunzione di cibo per via orale. Gli integratori nutrizionali (p. es., Guarantee [Abbott

Nutrition, Columbus, OH] o Boost [Nestlé HealthCare Nutrition, Fremont, MI]) vengono utilizzati quando i pazienti hanno avuto una significativa perdita di peso o non possono tollerare il cibo normale a causa della nausea causata da radiazioni o chemioterapia. Nei pazienti con anoressia grave possono essere prescritti stimolanti dell'appetito come il megestrolo.

Per i pazienti che non sono in grado di tollerare alcuna assunzione orale, vengono posizionati tubi per gastrostomia endoscopica percutanea per l'integrazione nutrizionale. Nei pazienti con ostruzione intestinale estesa a causa di cancro metastatico, talvolta viene utilizzata l'iperalimentazione.

Prevenzione dell'infezione da papillomavirus umano

L'infezione da papillomavirus umano (HPV) viene solitamente trasmessa sessualmente, sebbene siano stati segnalati rari casi nelle vergini. L'uso del preservativo potrebbe non impedire la trasmissione. Uno studio su un modello murino di Roberts et al ha scoperto che uno spermicida vaginale ampiamente utilizzato, il nonoxynol-9, aumenta notevolmente la suscettibilità all'infezione da HPV, mentre la carragenina, un polisaccaride presente in alcuni lubrificanti vaginali, prevenire l'infezione.

Negli Stati Uniti è disponibile un vaccino HPV. Un vaccino HPV novevalente (Gardasil 9, 9vHPV) è indicato per le donne di età compresa tra 9 e 45 anni per prevenire il cancro cervicale (e anche le verruche genitali e il cancro anale); oltre alla copertura dei tipi HPV 6, 11, 16 e 18, copre i tipi HPV 31, 33, 45, 52 e 58. Altri vaccini HPV (2v HPV [Cervarix], 4v HPV [Gardasil]) non sono più disponibili negli Stati Uniti.

Il vaccino 9v HPV è approvato dalla FDA per la vaccinazione di routine contro l'HPV di donne e uomini di età compresa tra 9 e 45 anni. La serie di vaccinazioni può essere iniziata già all'età di 9 anni. La vaccinazione di recupero è raccomandata per le donne di età compresa tra 13 e 26 anni che non sono state precedentemente vaccinate o che non hanno completato il ciclo completo. Il vaccino 9v HPV può essere offerto in una serie di 2 dosi per bambini e giovani adolescenti di età compresa tra 9 e 14 anni.

Lo screening per il cancro cervicale dovrebbe continuare nelle donne vaccinate, seguendo le stesse linee guida delle donne non vaccinate. [3]Questi vaccini non forniscono una protezione completa contro il cancro cervicale; I tipi di HPV oncogeni diversi da 16 e 18 rappresentano circa il 30% dei casi e la protezione crociata può essere solo parziale. Inoltre, non tutti i pazienti vaccinati possono ottenere una risposta efficace al vaccino, in particolare se non ricevono tutte e 3 le dosi o se ricevono le dosi a intervalli di tempo non associati all'efficacia.

Infine, la durata della protezione con questi vaccini non è stata ancora determinata. Le prove disponibili suggeriscono che l'immunità dall'infezione con i tipi di HPV coperti da questi vaccini persisterà per almeno 6-8 anni, ma sarà necessario un follow-up continuo per determinare se sarà necessaria la rivaccinazione.

La sicurezza dei vaccini HPV è un argomento profondamente controverso. Il follow-up di ampie popolazioni di pazienti che hanno partecipato agli studi clinici di fase 3 ha documentato che entrambi i vaccini HPV approvati dalla FDA sono estremamente sicuri. Articoli apparsi sui media popolari, tuttavia, riportano casi dettagliati di giovani donne con malattie devastanti attribuite ai vaccini.

Nella sorveglianza di sicurezza post-autorizzazione per il vaccino quadrivalente HPV, il 6,2% di tutte le segnalazioni al Vaccine Adverse Event Reporting System (VAERS) descrive eventi avversi gravi, tra cui lesioni neurologiche (ad esempio, sindrome di Guillain-Barré) e 32 segnalazioni di morte. In confronto con altri vaccini, i tassi dalla maggior parte di questi eventi avversi non erano superiori ai tassi di base, ma vi era una segnalazione sproporzionata di sincope ed eventi tromboembolici venosi.

Sezione 7
Prevenzione del cancro cervicale

Una persona contrae cancro cervicale a causa di un'infezione a lungo termine da parte del papillomavirus umano (HPV), un virus che di solito viene trasmesso da una persona all'altra attraverso l'attività sessuale o anche il contatto pelle a pelle. L'HPV è un tipo comune di infezione a trasmissione sessuale (STI) con oltre 30 ceppi diversi che possono colpire i genitali di un essere umano. Sebbene molte persone sessualmente attive corrano il rischio di contrarre l'HPV, solo a un numero molto limitato di loro verrà diagnosticato un cancro cervicale.

Il modo migliore per trattare tempestivamente il cancro cervicale è rilevare precocemente tramite screening cervicale. La vaccinazione precoce con il vaccino HPV migliora anche le probabilità di una persona a lungo termine.

Oltre agli screening precoci e alla vaccinazione, cos'altro puoi fare per prenderti cura della tua cervice? A volte, anche semplici passaggi e modifiche dello stile di vita possono fare molto per salvaguardare la salute della cervice.

Di seguito sono riportati alcuni fattori che si ritiene riducono le possibilità di sviluppo del cancro come:

- Vaccino HPV (è noto che i vaccini bivalenti, quadrivalenti e multivalenti contro vari sottotipi di HPV riducono significativamente il rischio di sviluppo del cancro)
- Mantenimento di una dieta sana
- Pratica il sesso sicuro con l'uso del preservativo
- Pratica sesso sicuro: l'uso del preservativo durante l'attività sessuale aiuta a ridurre il rischio di contrarre o diffondere l'HPV.
- Limita il numero di partner sessuali: puoi comunque avere un rischio maggiore di contrarre l'HPV.
- Smettere di fumare: il fumo è un noto fattore di rischio che può causare il cancro cervicale; le fumatrici hanno il doppio delle probabilità di contrarre il cancro alla cervice rispetto alle non fumatrici.
- Sottoponiti al test per le malattie sessualmente trasmissibili: anche le malattie sessualmente trasmissibili potrebbero non causare sintomi, quindi screening regolari possono essere utili per prevenire qualsiasi rischio futuro di cancro cervicale. Se sei preoccupato che tu o il tuo partner possiate avere una STI, o se non l'avete

avutapratica sesso sicuro, considera di sottoporti immediatamente allo screening.

- Appuntamenti di follow-up: assicurati di non perderli, poiché le procedure di follow-up possono essere utili per individuare tempestivamente i segnali di allarme prima che la situazione diventi seria. Assicurati di seguire il consiglio del medico e di porre domande se hai bisogno di chiarimenti su qualsiasi cosa.

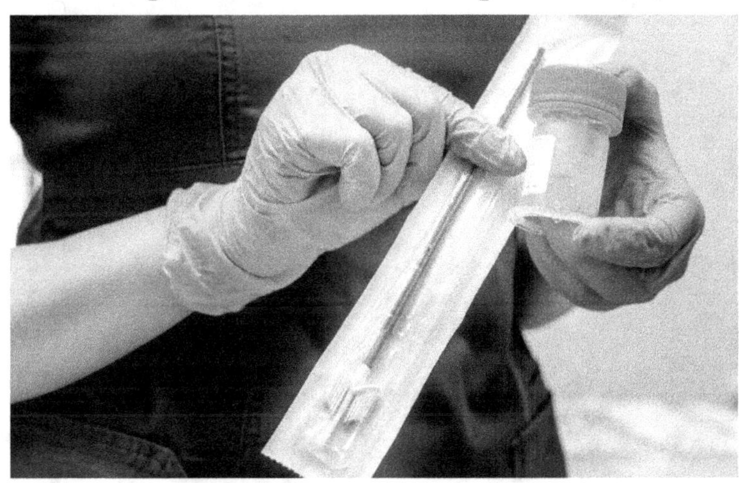

Screening del cancro cervicale: lo stato attuale dei test.

Sezione 8
Miti e fatti sul cancro cervicale

Nonostante una crescente consapevolezza sulla natura del cancro cervicale, alcuni segmenti della società continuano a portare avanti miti e idee sbagliate sul cancro cervicale, soprattutto per quanto riguarda le persone a cui è stato diagnosticato.

Stigma verso i sopravvissuti

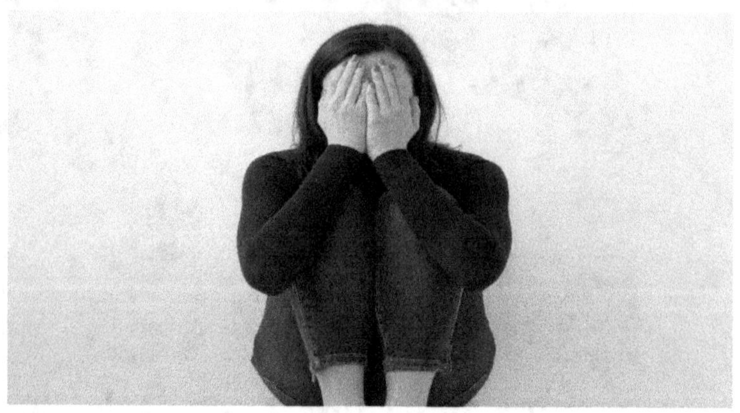

Gran parte dello stigma nei confronti delle sopravvissute al cancro cervicale deriva dall'associazione del virus HPV con l'attività sessuale.

Per la maggior parte delle persone, il presupposto è che avere l'HPV sia un sicuro segno di promiscuità e/o infedeltà. Di conseguenza, le donne corrono il rischio di essere evitate o maltrattate da altri nel caso in cui la natura della loro malattia fosse conosciuta.

Molte donne potrebbero rifiutarsi di sottoporsi allo screening cervicale, anche se non sono effettivamente a rischio di sviluppare la condizione, tutto perché l'associazione di uno screening le mette automaticamente in una posizione "vergognosa".

Gran parte dello stigma rivolto alle sopravvissute deriva dalla mancanza di consapevolezza e comprensione del cancro cervicale.

In effetti, l'ostacolo più grande alla prevenzione del cancro cervicale deriva dal rifiuto delle donne di sottoporsi a screening precoci, principalmente a causa dei pregiudizi di lunga data nei confronti delle sopravvissute al cancro cervicale, nonché della possibilità che altri fattori – come l'abuso sessuale – non vengano portati alla luce. . Non aiuta che una domanda di routine posta quando a una persona viene diagnosticato un cancro cervicale sia "Quanti partner sessuali hai avuto?"

È quindi fondamentale migliorare la consapevolezza della società sul cancro cervicale al fine di eliminarlo stigmatizzazione ciò accade da così tanto tempo. Programmi come le campagne di alfabetizzazione medica sono solo alcuni dei modi per affrontare direttamente la radice del problema.

Mito 1:

Avere l'HPV garantisce una diagnosi di cancro cervicale

Fatto: Non vero

- *Esistono molti tipi diversi di HPV, ma non tutti causano il cancro cervicale. In alcuni casi, il sistema immunitario può eliminare il virus entro uno o due anni circa. Dall'80 al 90 per cento delle donne non soffrirà di complicazioni a lungo termine. Oltre a ciò, il virus HPV può persistere e diventare dormiente, persistendo nel corpo di una persona per un po' di tempo prima di iniziare a causare una moltiplicazione incontrollata delle cellule della cervice. Nella maggior parte dei casi, i cambiamenti causati dall'HPV avvengono senza di te rendersene conto finché non vieni sottoposto a screening. Se non trattati, questi cambiamenti possono eventualmente causare il cancro cervicale.*

Mito 2:

Il cancro cervicale è ereditario

Fatto: Non vero

- *A differenza del cancro al seno o alle ovaie, il cancro del collo dell'utero non è ereditario. È causata principalmente dal virus HPV. Gli screening precoci e le vaccinazioni HPV per i bambini sono i modi migliori per prevenire l'insorgenza/l'avanzamento della malattia.*

Mito 3:

Solo le donne con più partner si ammalano di cancro alla cervice

Fatto: Non vero

- *Questo mito particolarmente longevo è stato una forte fonte di stigmatizzazione verso i sopravvissuti. La causa principale del cancro cervicale è l'HPV, che può comunque diffondersi a una persona anche se ha un solo partner o non è molto attiva sessualmente. Finché l'HPV persiste nel corpo per lungo tempo, può eventualmente far progredire le anomalie della cervice in cancro cervicale. Il sesso sicuro protegge dal rischio di contrarre l'HPV, ma qualsiasi pelle non protetta può comunque consentire all'HPV di trasmettersi a un'altra persona (poiché il virus si diffonde attraverso il contatto pelle a pelle).*

Mito 4:

Non sono necessari screening per coloro che sono vaccinati/non sessualmente attivi

Fatto: Non vero

- *Quelli con HPV potrebbero non mostrare alcun sintomo (casi asintomatici), rendendo difficile dire se una persona è a rischio di cancro cervicale o meno. Attraverso lo screening cervicale, i medici possono cercare segni o indicatori di eventuali anomalie nella cervice e intraprendere le azioni necessarie per impedirne la diffusione o mitigare qualsiasi danno abbia causato all'organismo. Nonostante il vaccino HPV si sia dimostrato efficace nel proteggere le ragazze dall'HPV, sono comunque raccomandati screening regolari, soprattutto perché il vaccino non protegge da tutte le forme di HPV. È anche importante ricordare che non tutti gli HPV causano il cancro. Indipendentemente da ciò, una donna può ancora essere a rischio di contrarre un tipo di HPV che causa il cancro prima di ricevere il vaccino.*

Mito 5:

Il cancro cervicale non può essere prevenuto

Fatto: Non vero

- *Gli screening precoci della cervice e le vaccinazioni contro l'HPV sono i metodi di prevenzione più efficaci, sia rilevando un'infezione da HPV prima che possa progredire in cancro cervicale, sia prevenendo in tenera età. L'HPV può causare alcune complicazioni che possono essere risolte con i farmaci ma che possono essere prevenute con il vaccino HPV.*

Mito 6:

Gli screening cervicali sono dolorosi

Fatto: Non vero

- *Lo scopo dello screening cervicale è quello di individuare eventuali alterazioni cellulari precancerose della cervice. Si tratta di un test per cercare eventuali infezioni da HPV o di un Pap test (chiamato anche Pap test) che preleva un campione di cellule cervicali per cercare segni che potrebbero portare al cancro cervicale; in alcuni casi può essere effettuato un contest che coinvolga entrambi i test. Lo screening prevede l'uso di un dispositivo chiamato speculum, che un medico utilizzerà per aprire delicatamente la vagina per ispezionare la cervice. Per raccogliere campioni cellulari, che vengono inviati al laboratorio per i test, è possibile utilizzare una spazzola morbida e stretta o uno strumento simile a una spatola. Quando viene utilizzato lo speculum, alcune donne potrebbero avvertire qualche disagio. Se senti dolore, assicurati di dirlo all'infermiera che ti accompagna (o al medico) e loro faranno tutto il possibile per alleviare il dolore; se necessario, utilizzeranno uno speculum più piccolo. Il completamento della procedura richiede solo 30 secondi e riceverai una notifica in ogni fase del percorso su ciò che stanno facendo per alleviare qualsiasi preoccupazione tu possa avere. Puoi anche chiedere di interrompere la procedura se ti senti a disagio o provi dolore. Nell'ambito della sua missione, la Fondazione ROSA ha introdotto un test di screening fai-da-te che richiede solo cinque minuti per essere completato. Questo autotest è una procedura semplice e comoda che puoi eseguire da solo con il minimo sforzo e senza dolore e sarai in grado di ottenere i risultati entro tre settimane.*

Mito 7:

Gli screening cervicali rilevano anche altri tumori

Fatto: Non vero

- *1 persona su 5 crede erroneamente che uno screening cervicale rilevi il cancro alle ovaie o altri tipi di malattie sessualmente trasmissibili. La realtà è che gli screening cervicali sono strumenti preventivi per rilevare cambiamenti cellulari anomali nella cervice in una fase iniziale che potrebbero causare il cancro cervicale.*

Mito 8:

Gli screening cervicali proteggono le donne dal cancro cervicale

Fatto: Parzialmente vero

- *Gli screening cervicali sono un metodo efficace per ridurre il rischio di cancro cervicale di una persona. È importante notare che è possibile adottare misure per ridurre notevolmente il rischio di cancro cervicale, ma prevenire le infezioni da HPV non è così facile. I vaccini proteggono dall'HPV, ma non da tutti i tipi di HPV ad alto rischio. Puoi considerare lo screening cervicale e la vaccinazione HPV come prima linea difesa contro il cancro alla cervice.*

Mito 9:

Le sopravvissute al cancro cervicale non possono rimanere incinte

Fatto: Non vero

- *Le infezioni da HPV possono potenzialmente complicare una gravidanza, ma non influenzano la capacità di una persona di concepire. Se, tuttavia, è necessario rimuovere le cellule anormali nella cervice, ciò potrebbe influire sulla capacità di concepire o raggiungere il termine completo della gravidanza. Ancora una volta, questo non causa infertilità.*

Mito 10:

Il cancro cervicale provoca sintomi

Fatto: Non vero

- *Nella maggior parte dei casi, le persone con infezione da HPV non mostrano alcun segno o sintomo e l'infezione scompare da sola dopo un po' di tempo. Anche se si sviluppa in cancro cervicale, potresti non avere alcun sintomo finché la malattia non avanza. Ecco perché gli screening precoci sono molto importanti per prevenire il cancro della cervice: prima si effettua lo screening, prima i medici possono individuare i segni del cancro della cervice e intraprendere le azioni necessarie per trattarlo prima che peggiori.*

Mito 11:

Ogni anno sono necessari screening cervicali

Fatto: Parzialmente vero

- La frequenza degli screening dipende da alcuni fattori, come l'età, le condizioni di salute e se hai avuto in precedenza un'infezione da HPV. Tuttavia, non è necessario sottoporsi a uno screening ogni anno. Se sei a rischio più elevato di contrarre l'HPV, potresti aver bisogno di screening più frequenti come stabilito dal tuo medico. Ma anche se non rientri nella categoria ad alto rischio, sono comunque raccomandati controlli regolari.

Mito 12:

Il cancro cervicale si verifica solo nei paesi meno sviluppati

Fatto: Non vero

- Le infezioni da HPV e il cancro cervicale possono colpire chiunque, indipendentemente dall'età, dal sesso, dal benessere, dalla posizione sociale o dal livello di istruzione.

Primi passi per prendersi cura della propria salute cervicale

Diventa essenziale che le donne si prendano cura della propria salute cervicale. Ancora una volta, non possiamo sottovalutare quanto possano essere importanti sia la vaccinazione HPV che gli screening precoci della cervice nel proteggere te e i tuoi cari dal cancro cervicale. Anche se la vaccinazione non offre una copertura completa contro tutti i tipi di HPV, protegge comunque te e i tuoi cari dai tipi più comuni di HPV che causano il cancro del collo dell'utero. Qualsiasi livello di protezione è ancora necessario per la prevenzione a lungo termine.

La consapevolezza è molto importante anche per garantire che meno donne contraggono il cancro cervicale più avanti nella vita. Poiché gennaio è il mese della sensibilizzazione sulla salute cervicale, questo è il momento perfetto per aumentare la consapevolezza sull'HPV e sul cancro cervicale. Ogni persona svolge un ruolo nello sfatare i miti che servono solo a impedire alle donne di sottoporsi a screening e vaccinazioni precoci salvavita. Finché questi miti continueranno a perpetuare lo stigma nei confronti delle sopravvissute al cancro cervicale, sarà difficile ottenere l'eliminazione del cancro cervicale nel paese. Una migliore alfabetizzazione sanitaria può fare molto per aiutare le donne a prendersi più cura della propria salute cervicale, contribuendo allo stesso tempo all'eliminazione del cancro cervicale in tempo.

Sezione 9
Domande frequenti sul cancro cervicale

I sintomi del cancro cervicale si manifestano improvvisamente?

I sintomi del cancro cervicale in genere non compaiono all'improvviso. Tuttavia, una volta che questi sintomi iniziano, tendono a persistere. In molti casi, il cancro cervicale è asintomatico, ma alcune donne possono eventualmente manifestare sanguinamento vaginale anomalo, perdite vaginali insolite, dolore durante i rapporti sessuali, dolore pelvico o lombare, gonfiore alle gambe e altro ancora.

Il cancro della cervice rappresenta una preoccupazione significativa tra i tumori ginecologici su scala globale. Secondo una ricerca pubblicata nel 2022, si colloca al quattordicesimo posto tra tutti i tipi di cancro ed è il quarto tumore più diffuso tra le donne in tutto il mondo. In questo articolo esploreremo se i sintomi del cancro cervicale compaiono all'improvviso e se possono essere rilevati nelle fasi iniziali.

È possibile individuare il cancro della cervice nelle sue fasi iniziali?

Le fasi iniziali del cancro cervicale sono generalmente asintomatiche, il che rende difficile la diagnosi. I primi segni di cancro cervicale spesso impiegano diversi anni per svilupparsi. Il cancro cervicale tende a crescere lentamente e la sua malignità può aumentare nel tempo. La progressione dalle cellule precancerose al cancro cervicale è un processo graduale e possono essere necessari anni prima che l'infezione da papillomavirus umano (HPV) porti al cancro cervicale.

Il modo più efficace per rilevare il cancro cervicale nelle sue fasi iniziali è attraverso test di screening regolari. I test di screening, come il test HPV e il Pap test, possono identificare le cellule anomale e aiutare nella diagnosi precoce. In alcuni casi, sia il test HPV che il Pap test vengono eseguiti insieme, il cosiddetto co-test. La diagnosi precoce è fondamentale per un intervento medico tempestivo.

Il cancro cervicale può svilupparsi entro un anno?

Il cancro cervicale in genere non è una condizione che si sviluppa entro un anno. È un cancro che può colpire molte donne ad un certo punto della loro vita. Il cancro cervicale è causato principalmente dal papillomavirus umano (HPV), che è un'infezione trasmessa sessualmente. È importante notare che il cancro cervicale non è ereditario e non viene trasmesso dai genitori ai figli. Mantenere una sana routine sessuale può aiutare a ridurre il rischio di cancro cervicale.

Quanto velocemente progredisce il cancro cervicale?

Il cancro cervicale progredisce lentamente e la sua malignità tende ad aumentare nel tempo. Lo sviluppo di cellule tossiche nel cancro cervicale è un processo graduale. Ci vogliono diversi anni perché il papillomavirus umano (HPV) porti al cancro cervicale.

I cambiamenti nella cervice possono iniziare già intorno ai 20 o 30 anni, ma la diagnosi effettiva potrebbe non verificarsi fino ai 50 anni. Questa lenta progressione consente opportunità di diagnosi e trattamento precoci. Pertanto, è fondamentale che le donne si sottopongono a controlli sanitari regolari per identificare eventuali cambiamenti anormali il prima possibile. Il Pap Test (Papanicolaou) è uno strumento utile per i medici nel sospettare il cancro della cervice. Inoltre, le donne dovrebbero essere consapevoli di eventuali sintomi insoliti che giustifichino una visita immediata da un medico.

Il cancro della cervice può causare infertilità?

Sì, il cancro cervicale può portare alla sterilità. Il cancro stesso può diffondersi all'utero, compromettendo la fertilità. Inoltre, anche i trattamenti per il cancro cervicale, come la chirurgia e la radioterapia, possono provocare infertilità. Ad esempio, un'isterectomia radicale, che è una procedura chirurgica per rimuovere l'utero, può rendere difficile il concepimento. Inoltre, la radioterapia può danneggiare l'utero e interferire con la produzione di ovociti nelle ovaie. La combinazione di questi fattori può rendere difficile o addirittura impossibile per le donne affette da cancro cervicale avere figli.

Posso avere un bambino se ho il cancro alla cervice?

In alcuni casi, sì. Interventi chirurgici come la biopsia del cono e la trachelectomia radicale possono consentire alle donne con cancro cervicale di avere un bambino. La biopsia del cono comporta la rimozione dei tessuti cervicali interessati, mentre la trachelectomia radicale comporta la rimozione della maggior parte della cervice e della parte superiore della vagina. Inoltre, viene posizionato un punto attorno all'apertura interna della cervice per chiuderla permanentemente. Queste procedure possono facilitare la gravidanza, ma esiste un rischio leggermente elevato di parto prematuro o di avere un bambino con basso peso alla nascita.

I sintomi del cancro cervicale possono rendere difficile la gravidanza?

È possibile. I sintomi del cancro cervicale possono rendere difficile il mantenimento di una gravidanza. Il cancro della cervice può causare sanguinamento vaginale anomalo, secrezioni insolite dalla vagina, dolore durante i rapporti sessuali, dolore pelvico, gonfiore alle gambe, minzione o movimenti intestinali irregolari e sangue nelle urine. Questi sintomi e la condizione stessa possono avere un impatto sulla gravidanza.

I tumori del cancro cervicale sono visibili o palpabili durante i controlli generali o un medico può rilevarli durante gli esami fisici di routine?

È possibile, ma in genere i tumori del cancro cervicale vengono palpati o visti solo in stadi avanzati. Nelle fasi iniziali, spesso passano inosservati perché non presentano sintomi visibili o palpabili.

Il cancro della cervice spesso rimane non diagnosticato, soprattutto nelle sue fasi iniziali. Il fattore di rischio più comune per il cancro della cervice è il papillomavirus umano (HPV), che viene trasmesso sessualmente e può portare alla neoplasia intraepiteliale cervicale e al cancro cervicale invasivo. Questo articolo esplora se i tumori del cancro cervicale possono essere rilevati durante i controlli generali.

Il cancro può essere rilevato durante i controlli generali di routine?

Sì, è possibile. Un esame pelvico di routine può far sorgere il sospetto di cancro. Durante un esame pelvico, il medico valuta gli organi riproduttivi. Le persone spesso si sottopongono a controlli o esami pelvici regolari in base alle raccomandazioni del medico, in particolare se presentano sintomi come perdite vaginali insolite o dolore pelvico. Se si sospetta un cancro alla cervice, il medico può richiedere un Pap test dopo l'esame pelvico.

Il Pap test è uno strumento prezioso per avviare l'esame del cancro. Può aiutare a ridurre il numero di casi non diagnosticati identificando tempestivamente potenziali problemi.

Ancora una volta, negli stadi avanzati del cancro cervicale, un tumore o una crescita possono essere visibili durante i controlli fisici generali. Tuttavia, questo non è il caso nelle fasi iniziali. Il cancro cervicale spesso passa inosservato durante le fasi iniziali perché in genere non presenta sintomi. Durante un esame pelvico e vaginale, un medico può rilevare qualsiasi crescita anomala esaminando la vulva, la vagina, la cervice, le ovaie, l'utero, il retto e la pelvi in pochi minuti. Tuttavia, è importante notare che un esame pelvico e un Pap test insieme aiutano solo il medico a sospettare il cancro cervicale e non sono test diagnostici definitivi per ogni individuo.